DISSERTATION

SUR

L'OPHTHALMIE DES NOUVEAU-NÉS;

THÈSE

Présentée et soutenue à la Faculté de Médecine de Paris, le 15 novembre 1834, pour obtenir le grade de Docteur en médecine ;

PAR ALEXANDRE GELLUSSEAU, de Chollet,

Département de Maine-et-Loire.

> Presque toute la nosologie doit être et est réellement représentée dans l'œil. (M. SICHEL, Thèse inaug.)

A PARIS,

DE L'IMPRIMERIE DE DIDOT LE JEUNE,

IMPRIMEUR DE LA FACULTÉ DE MÉDECINE,

rue des Maçons-Sorbonne, n° 13.

1834.

FACULTE DE MEDECINE DE PARIS.

Professeurs.

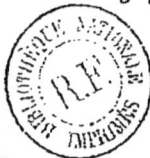

Par délibération du 9 décembre 1798, l'École a arrêté que les opinions émises dans les dissertations qui lui seront présentées doivent être considérées comme propres à leurs auteurs, et qu'elle n'entend leur donner aucune approbation ni improbation.

A MON PERE

ET

A MA MÈRE.

Gage d'attachement et de reconnaissance.

A. GELLUSSEAU.

DISSERTATION

sur

L'OPHTHALMIE DES NOUVEAU-NÉS.

L'œil se compose d'un grand nombre de parties, toutes douées d'une vive sensibilité et d'une structure très-délicate, dont la lésion, souvent la plus légère, suffit pour compromettre les fonctions d'un organe aussi important ; de là les lésions nombreuses et variées dont il peut être le siége. L'inflammation est, à la vérité, l'agent principal du plus grand nombre des désordres qu'on y observe ; mais, modifiée par une foule de causes dans sa marche et dans ses terminaisons, elle ne se montre pas toujours identique à elle-même. Quel que soit le nom que l'on donne à ces causes, quelle que soit l'influence que l'on veuille leur accorder, leur existence me paraît un fait démontré ; et les lésions toujours semblables, à quelques modifications près, que produisent certaines d'entre elles, me semblent devoir être prises pour base d'une classification méthodique des maladies de l'œil.

Dans les nombreux traités écrits en France et à l'étranger sur ces maladies, le siége de l'affection, son plus ou moins d'acuité, des modifications souvent étrangères à sa nature, ont servi de point de départ aux distinctions que l'on a cherché à établir; mais les travaux de M. *Jungken* et de M. *Sichel* sont venus ouvrir une nouvelle voie: ils ont cherché à démontrer que dans l'ophthalmie il y avait autre chose à voir qu'une simple inflammation, qu'il y a dans les causes morbides une prédilection qui les fait affecter de préférence certaines parties, et donner aux lésions d'un même tissu des formes et des aspects différens. Pour ne parler que d'après ce que j'ai pu voir à la consultation de M. *Sichel*, je puis dire que j'ai souvent été frappé des caractères différens que présentent, indépendamment de leur siége et de leur acuité, les inflammations de l'œil; que dans un grand nombre de cas un diagnostic différentiel, fondé sur ces seuls caractères, me paraît être non-seulement possible, mais même facile. Quel est le degré de précision où il sera permis d'arriver dans les cas plus compliqués? Dans quelles limites faudra-t-il se renfermer pour éviter l'erreur? Voilà des questions qui me semblent ne pouvoir recevoir leur solution que du temps et de l'observation. Mais, en attendant, ces recherches, qui font espérer un progrès pour le diagnostic et la thérapeutique, me paraissent dignes de toute l'attention des praticiens. Je crois assez limité le nombre de ces causes modificatrices qui impriment aux maladies de l'œil un cachet qui frappe au premier abord l'observateur; et l'ophthalmologie serait peut-être moins riche en dénominations, si on n'avait cherché de caractères que dans les différences bien tranchées qu'impriment les causes dont je parle.

Les bornes étroites d'une thèse ne me permettent d'appliquer ces réflexions qu'à l'ophthalmie que je dois étudier. Caractérisée par la prédilection avec laquelle elle affecte les enfans, et par la sécrétion abondante d'un liquide purulent ou puriforme, elle a reçu indifféremment le nom d'*ophthalmie des nouveau-nés* et d'*ophthalmie purulente :* ces dénominations indiquent qu'on a eu l'intention d'en faire une affection à part, ayant ses caractères propres; cependant si on la dépouille des formes qu'elle ne doit qu'à des circonstances accidentelles, on verra combien naturellement elle vient se ranger dans une de ces espèces fondamentales dont les caractères ont été décrits par M. *Sichel* dans sa thèse inaugurale; on verra, dis-je, qu'elle n'est rien autre chose que l'ophthalmie catarrhale à son plus haut degré, chez des sujets dont les tissus plus irritables et moins consistans ne s'affectent pas de la même manière que ceux de l'adulte. Je vais d'abord décrire cette affection telle que je l'ai observée; et, après avoir recherché ses causes, je rapprocherai les caractères qu'elle m'aura présentés de ceux qui ont été assignés à l'ophthalmie catarrhale. Je dois à la complaisance de M. *Auvity*, dont le service, à l'hôpital des Enfans-Trouvés, est uniquement consacré au traitement de l'ophthalmie, l'avantage d'avoir pu, en peu de temps, voir un grand nombre de faits : je le prie de recevoir l'assurance bien sincère de ma reconnaissance pour l'empressement qu'il a mis à me faciliter les moyens d'observation. Tous les enfans confiés à ses soins sont apportés ordinairement dans les jours qui suivent leur arrivée à l'hôpital, tous par conséquent sont âgés de quelques jours à deux ou trois mois; j'a cru qu'en bornant mes observations aux sujets de cet âge, je trouverais l'ophthalmie purulente plus simple et plus exempte de complications.

Une légère tuméfaction des paupières, sans changement de couleur, ou avec teinte rosée de la peau; la sécrétion un peu augmentée des larmes et d'un mucus qui, en se desséchant, s'attache aux cils, sous forme de petites croûtes jaunâtres, et unit faiblement les paupières; une injection légère des vaisseaux de la conjonctive, ordinairement sans photophobie, me semblent constituer un premier degré auquel la maladie s'arrête souvent, et que j'ai eu l'occasion d'observer, dans le service de M. *Baron*, sur des enfans qui y avaient été apportés pour des affections tout à fait étrangères à celle de l'œil. Ce premier degré peut aussi servir de passage à un état plus grave; mais dans e grand nombre des cas la marche de l'affection est si rapide, qu'i n'existe pas ou qu'il passe inaperçu. Alors, et dès le début, l'œil se montre avec les lésions qui constituent l'état aigu. Ce qui frappe surtout, c'est l'énorme tuméfaction des paupières, qui offrent l'aspect de deux gros bourrelets séparés par un sillon profond. La peau n'a quelquefois pas changé de couleur; plus souvent elle est d'une teinte rosée uniforme ou disposée par plaques, la rougeur tranche sur la coloration naturelle des parties voisines. Les plis des paupières se sont plus ou moins complètement effacés; elles ont un aspect lisse et luisant, et à travers leur peau amincie il semble qu'on aperçoit le liquide séro-sanguinolent qui infiltre le tissu cellulaire sous-jacent. Le bord libre, qui présente une rougeur un peu plus vive, est fortement appliqué sur le globe oculaire, et les paupières ont une tendance à se renverser en dedans; cette tendance est d'autant plus marquée que la tuméfaction est plus considérable, et le spasme dont elles sont presque constamment le siège plus prononcé. Les cils se replient en s'éloignant de la surface oculaire, et s'appliquent sur la peau, qui elle-même, quand le mouvement que je décris vient à s'exagérer, se trouve adossée à celle de l'autre paupière. La peau voisine des deux bords libres se trouvant en contact, il en résulte un frottement qui en augmente la rougeur et y produit une sécrétion plus abondante d'un liquide qui se mêle à celui qui s'échappe de l'œil : je n'ai pas remarqué qu'il en résultât d'ulcérations, l'épiderme semble seulement s'amincir.

Si alors, par une pression légère exercée sur leurs bords libres, on cherche à écarter les paupières, les cartilages tarses exécutent sur eux-mêmes un mouvement de bascule; leurs bords libres s'écartent, tandis que les bords opposés, saillans sous la conjonctive qu'ils soulèvent, tendent à se rapprocher; la conjonctive palpébrale, d'un rouge plus ou moins vif, comme boursoufflée, forme deux saillies qui se rapprochent au devant de l'œil, qu'elles cachent complètement à la vue. Ces deux saillies se prononcent davantage et sont d'un rouge plus vif pendant les cris de l'enfant; cet obstacle, joint à l'étroitesse ordinairement très-marquée de l'ouverture des paupières, rend impossible l'examen du globe de l'œil pendant cette période de la maladie. La teinte rouge de la conjonctive palpébrale est uniforme; on n'y distingue pas le plus souvent de vaisseaux : elle a un aspect fongueux, et se montre recouverte de petites saillies d'un rouge vif, qui ont de la ressemblance avec les villosités intestinales. C'est à ces petites saillies, dont le volume varie, et qui sont séparées par une infinité de petits sillons, qu'on a donné le nom de granulations. Ce mot ne donne qu'une idée assez fausse de l'état que je décris; il paraît être la traduction littérale du mot que les Allemands ont consacré à exprimer la ressemblance qu'ils ont cru découvrir entre l'aspect que présente la conjonctive palpébrale et celui de la surface d'une plaie en voie de cicatrisation. Si cette ressemblance existe, il me semble que ce n'est que quand les granulations de la conjonctive ont atteint un volume considérable.

Quand l'examen de l'œil est possible, ce qui n'a lieu qu'après la diminution du spasme et de la tuméfaction des paupières, à une époque de la maladie qui n'est pas toujours la même, ordinairement vers le quatrième jour, la conjonctive scléroticale apparaît dans des états différens. Souvent, malgré l'injection et la tuméfaction si vives des paupières, la conjonctive oculaire se montre à peine injectée; en sorte qu'il y a ordinairement une certaine période pendant laquelle toute la maladie consiste dans l'affection des paupières. D'autres fois, au contraire, l'injection existe, mais avec une intensité qui varie. La forme de cette injection est importante à étudier, car elle fournit le principal caractère de la maladie. Les vaisseaux injectés sont ceux de la conjonctive; ils partent de la circonférence du globe oculaire, et se dirigent en convergeant vers la cornée, sur laquelle on ne les voit jamais se prolonger; leur extrémité qui s'en rapproche le plus, assez finement divisée, en reste séparée par un espace d'un quart à une demi-ligne de largeur, qui forme autour de la cornée un cercle d'un blanc bleuâtre, dont la coloration ne me paraît pas différer de celle de la sclérotique chez l'enfant sain. Dans leur trajet, les vaisseaux flexueux ne présentent pas tous le même volume, et s'anastomosant fréquemment, forment un réseau dont les mailles semblent devenir d'autant plus serrées que l'injection est plus vive. La position des vaisseaux, leur volume, leur coloration d'un rouge un peu foncé prouvent qu'ils appartiennent à la conjonctive, dont, d'ailleurs, ils suivent les mouvemens quand on en imprime à cette membrane, assez lâchement unie à la sclérotique. L'intensité de cette injection varie beaucoup ; quelques vaisseaux peuvent seulement être apparens, ou bien, passant par les degrés intermédiaires, l'injection peut teindre en un rouge-uniforme la sclérotique. Je n'ai point eu l'occasion d'observer le chémosis, quoique j'aie vu plusieurs fois l'injection d'une extrême vivacité ; la conjonctive ne présentait de soulèvement qu'à la circonférence du globe, dans des points où elle n'est encore unie que d'une manière très-lâche à l'œil.

L'injection est assez uniforme dans les points où elle existe, c'est-à-dire qu'on ne voit pas les dernières divisions des vaisseaux se réunir en un point et y former une saillie, comme cela a lieu dans l'ophthalmie scrophuleuse ; mais cela ne signifie pas qu'elle se montre au même degré dans tous les points ; souvent, au début surtout, elle n'existe que sur une étendue limitée de la conjonctive scléroticale ; plusieurs fois je l'ai vue débuter par la partie la plus voisine de l'angle interne. Je n'ai point assez de faits pour pouvoir déterminer sa marche la plus ordinaire.

Dès le début de l'ophthalmie, un liquide d'abord limpide, et qui paraît dû à la sécrétion de la glande lacrymale, activée par l'irritation qui se communique à ses conduits excréteurs, baigne l'œil et se répand sur les joues. La sécrétion des glandes de *Meibomius* s'active en même temps, et son produit se concrète sous forme de petites croûtes jaunâtres qui s'attachent aux cils, et cause l'agglutination des paupières, dans l'angle interne desquelles on trouve, surtout le matin, un amas plus ou moins considérable d'une matière jaunâtre mucoso-puriforme, qui paraît venir de la même source. Bientôt aussi on aperçoit entre les paupières une matière blanchâtre, tantôt libre au milieu du liquide, tantôt adhérente à la conjonctive palpébrale ; ses premiers rudimens paraissent être de longs filamens, qu'on distend en écartant les paupières auxquelles ils adhèrent. Plus tard, ce sont de véritables fausses membranes dont la consistance varie, mais ordinairement est telle qu'on peut les enlever tout d'une pièce. Je crois que leur mode de formation ne diffère pas de celui des fausses membranes qu'on rencontre sur d'autres muqueuses enflammées. Si, en effet, on examine avec soin la conjonctive palpébrale dès le début de l'ophthalmie, on voit qu'elle est recouverte d'une légère couche d'une matière transparente, qui ôte à la rougeur inflammatoire des parties qu'elle recouvre une partie de sa vivacité, et lui donne un aspect d'autant plus terne qu'elle a plus d'épaisseur; quand enfin elle en a acquis assez pour ne plus se prêter avec la même facilité aux mouvemens de la paupière, elle se détache, et alors, libre et entraînée par le liquide qui baigne l'œil, elle peut s'appliquer sur cet organe et donner à la cornée, quand elle vient à la recouvrir, un aspect qui pourrait faire croire aux lésions les plus graves: mais une légère attention aurait bientôt détruit cette erreur; et d'ailleurs la fausse membrane, entraînée par le mouvement des paupières, ne tarderait pas à laisser voir la cornée parfaitement saine, car elle l'est presque toujours à la période que je décris.

C'est ordinairement vers le troisième ou quatrième jour que commence la période de suppuration; quelquefois cependant elle a lieu plus tôt: il est assez difficile d'en déterminer l'époque précise. La matière purulente ou puriforme ne présente pas d'abord les propriétés qu'elle aura plus tard; il y a un passage gradué de l'état que je viens de décrire à celui dont je parlerai dans un instant. La matière qui inonde l'œil semble être le résultat de la dissolution imparfaite des fausses membranes dans le liquide qui primitivement était limpide; c'est un pus grumeleux et mal lié, dans lequel on reconnaît des lambeaux de fausses membranes, dont le volume va en diminuant jusqu'à ce que leur dissolution soit complète, c'est-à-dire jusqu'à ce que la sécrétion ait pris l'aspect d'un pus parfaitement lié et de bonne nature. A cette époque, l'œil en est ordinairement inondé; il s'échappe entre les paupières dans l'intervalle des pansemens, en recouvre la peau ainsi que celle des parties voisines, s'y dessèche en forme de petites écailles jaunâtres, au-dessous desquelles on découvre une légère rougeur, rarement des excoriations. Si on ouvre les paupières, il semble qu'on écarte les deux bords d'un clapier d'où s'échappe un flot de pus, quelquefois projeté à une petite distance par la contraction spasmodique des paupières, et au fond duquel l'œil semble avoir disparu. Des lotions légères, faites avec un linge fin imbibé d'un liquide émollient, entraînent avec la plus grande facilité le pus et les petites squames qu'il a formées en se desséchant ; celles même qui tiennent les cils agglutinés n'y adhèrent que faiblement, différentes en cela des croûtes plus épaisses, d'une couleur plus foncée, qui sont le résultat d'une affection ulcéreuse du bord libre, qu'on n'enlève qu'avec difficulté et douleur, au-dessous desquelles existe une ulcération plus ou moins profonde sur une base rouge, épaisse et indurée, s'étendant le plus souvent à tout le bord libre, et constituant l'altération si difforme qui est un des caractères de l'ophthalmie scrophuleuse ; de plus, dans cette dernière affection, presque tous les cils ont disparu, tandis que dans la première je les ai toujours trouvés intacts.

Quand la maladie suit sa marche, elle change de caractère ; les symptômes de la période aiguë que je viens de décrire perdent de leur intensité, ce qui a lieu quelquefois vers le septième ou huitième jour, quelquefois beaucoup plus tard. Voici alors ce qui a lieu, et ce qui peut être regardé comme le passage à l'état chronique, et comme l'état chronique lui-même : la coloration rosée des paupières fait place à une teinte d'un rouge plus foncé ou d'un blanc bleuâtre ; la tuméfaction diminue, il ne reste plus qu'un léger gonflement œdémateux ; une partie des plis de la peau reparaissent. C'est surtout à cette période que j'ai remarqué une tendance aux ulcérations ; elles existent ordinairement au fond d'un repli, sous forme d'une petite fissure dont un petit caillot de sang desséché marque la place, au centre d'une aréole d'un rouge plus foncé ; elles se forment surtout à la paupière supérieure, dans les points rapprochés de l'angle interne. Je n'ai pas remarqué qu'elles fissent des progrès ; elles ont plus de tendance à augmenter en nombre qu'en étendue.

Les paupières, qui, fortement distendues par la tuméfaction et le spasme dont elles étaient le siége pendant la période d'acuité, ont dès-lors commencé à s'imbriquer, m'ont toujours montré cette disposition d'une manière bien plus marquée quand le relâchement de la période chronique s'était manifesté. Le bord libre de la paupière inférieure s'engage entre le globe oculaire et la supérieure, et se trouve quelquefois complètement recouvert par cette dernière, qui forme alors une saillie plus ou moins considérable. Les cils, repliés sur la peau, sont écartés de l'œil; mais le frottement et la pression qu'un corps dur et épais, comme le bord libre de la paupière, exerce continuellement, est plus que suffisant pour y entretenir l'inflammation. Je n'ai jamais vu l'ectropion venir compliquer les ophthalmies que j'ai observées; j'ai toujours vu, au contraire, que quand en écartant les paupières on en produisait le renversement momentané, il fallait un effort continu pour les empêcher de reprendre une position directement opposée à celle qu'elles affectent dans l'ectropion. Si cette dernière complication était aussi fréquente que quelques auteurs l'ont donné à entendre, j'aurais dû en observer quelques exemples sur les enfans, assez nombreux, dont j'ai pu recueillir les observations. M. *Auvity* m'a d'ailleurs assuré qu'il ne se rappelait pas l'avoir observée. Je crois donc pouvoir en conclure que c'est une complication au moins très-rare dans l'ophthalmie des très-jeunes enfans.

La suppuration prend aussi à cette époque des caractères différens : elle devient plus blanche, moins bien liée, et ressemble à celle qui est le produit d'une inflammation chronique chez les sujets lymphatiques. Sa quantité ne diminue pas toujours; le plus souvent, au contraire, l'œil en est inondé : j'ai vu, sur des enfans cachectiques, cette sécrétion abondante persister pendant plusieurs semaines; quand par des lotions faites avec soin on avait entraîné tout le pus, on était surpris de trouver le globe oculaire le plus souvent sain, au fond d'un clapier. Que penser après cela des propriétés irritantes du pus? Quelquefois aussi la suppuration devient moins abondante, elle ne s'écoule plus quand on écarte les paupières, elle semble devenue visqueuse, et forme sur le globe de l'œil une légère couche qui lui ôte son éclat; elle se dessèche sous forme d'écailles qui s'attachent aux cils, et s'accumule dans l'angle interne des paupières. A cette époque aussi l'injection de la conjonctive scléroticale a plus ou moins complètement disparu ; souvent quelques gros vaisseaux seulement restent apparens; leur coloration est plus foncée; la sclérotique présente une teinte jaunâtre, assez semblable à celle d'une ecchymose en voie de résolution.

La gravité de l'ophthalmie purulente dépend uniquement des altérations qui désorganisent l'œil, souvent avec une effrayante rapidité. Ces altérations peuvent être considérées comme consécutives aux lésions que je viens de décrire; elles en sont la conséquence malheureusement trop fréquente, mais non nécessaire. Leur gravité n'est pas toujours en rapport avec celle des symptômes qui les ont précédées; il y a des enfans dont les yeux paraissent avoir une tendance à la désorganisation qui ne peut s'expliquer que par une idiosyncrasie particulière, et qu'une inflammation, souvent légère, suffit pour mettre en feu ; tandis que d'autres, par un heureux privilége, qu'il faut sans doute expliquer de la même manière, les conservent sains au milieu des symptômes de la plus vive inflammation. Je ne puis décrire que brièvement les désordres qui ont leur siège dans la cornée transparente ; ils ont fait à eux seuls la matière de plusieurs travaux. M. *Mirault* d'Angers en a donné la description, en faisant dans sa thèse inaugurale l'histoire de la kératite.

J'ai déjà dit que l'examen le plus attentif ne faisait pas découvrir de vaisseaux dans la cornée ; de là résulte que l'inflammation, quelque aiguë qu'elle puisse être, ne présente pas les symptômes qu'on observe dans les parties évidemment pourvues de vaisseaux sanguins. Un aspect terne de la cornée, qui perd une partie de sa transparence, et devient d'un blanc grisâtre qui lui ôte tout son éclat, me paraît être l'altération la plus légère dont soit susceptible cet organe; elle est due à un épanchement peu abondant de lymphe uniformément répandue dans les lames même de la cornée. Plus tard, des taches d'un blanc mat, d'une étendue et d'une forme très-variables, se montrent sur les divers points de cette membrane, qu'elles privent plus ou moins complètement de sa transparence ; elles paraissent produites par l'épanchement d'une lymphe concrescible plus abondante que dans le cas précédent, qui a son siége dans l'épaisseur même des lames, dont elles occupent pas toute l'étendue ; elles en affectent un plus ou moins grand nombre, tantôt les plus superficielles, tantôt les profondes, ce qui, joint aux différences de quantité de lymphe épanchée, donne aux taches plus ou moins d'épaisseur, plus ou moins de transparence. Cet épanchement est toujours diffus ; je ne l'ai pas vu se réunir en foyers ; les lames qu'il occupe, loin d'avoir de la tendance au ramollissement, paraissent plus consistantes, et ont augmenté d'épaisseur. Cette altération diffère beaucoup, surtout par ses suites, de celle que je vais décrire :

Une tache légère, d'un blanc grisâtre, très-superficielle d'abord, diminue à peine la transparence de la partie qu'elle recouvre ; si on suit attentivement sa marche, on voit qu'elle augmente d'épaisseur, en même temps que sa couleur devient plus blanche ; bientôt elle est d'un blanc mat et sans transparence ; le ramollissement est alors complet ; la substance de la cornée où elle a son siége ne forme plus qu'une pulpe qui sera entraînée par le frottement des paupières, et à la place de la tache on découvrira une ulcération, le plus souvent peu profonde, à fond rugueux et grisâtre, dont les bords sont taillés à pic et irrégulièrement arrondis. Cette ulcération peut affecter tous les points de la cornée, mais elle a une prédilection fâcheuse pour le centre ; elle peut rester stationnaire, ou, ce qui est malheureusement très-fréquent, faire des progrès ; ils ont lieu en profondeur et sont précédés, dans les lames plus profondes, par l'altération qui a produit l'ulcération des lames superficielles. Successivement ramollies, les lames profondes sont entraînées et laissent à leur place une ouverture qui semble faite avec un emporte-pièce, et qui peut avoir traversé toute l'épaisseur de la cornée. Quelquefois cependant l'ulcération diminue d'étendue à mesure qu'elle gagne les couches profondes ; j'ai vu deux fois, au centre d'une large ulcération restée stationnaire, une fissure marquée pendant la vie par une ligne noire, et que l'autopsie a montré être une ulcération linéaire qui affectait toute l'épaisseur des lames profondes.

Quand la cornée présente une perforation complète, l'effet immédiat et nécessaire est l'écoulement de l'humeur aqueuse ; puis l'équilibre se trouvant rompu, l'iris, poussé en avant par les parties profondes de l'œil, vient s'appliquer à l'orifice postérieur de l'ulcération et s'y engage ; la saillie qu'il forme constitue le staphylôme de l'iris. Les adhérences qui, le plus souvent, s'établissent entre cette membrane et les bords de l'ouverture, mettent un obstacle à la sortie d'une plus grande étendue de l'iris et à celle des parties profondes, qui ont toujours de la tendance à se porter en avant sous l'influence de la pression que les muscles propres de l'œil impriment à cet organe. Voici quel est alors l'aspect du globe oculaire : une saillie à base plus ou moins large marque le point de la cornée occupé par la procidence ; le sommet en est formé par la saillie de l'iris, qui, dans les premiers instans qui suivent la formation du staphylôme, se montre avec une coloration noirâtre et présente une très-vive injection, résultat de l'irritation toute mécanique à laquelle il est soumis ; mais bientôt une sécrétion albumineuse se forme à la surface et la recouvre d'une fausse membrane blanchâtre, entourée quelquefois d'un cercle d'un rouge foncé, qui a son siége dans la partie saillante de l'iris plus rapprochée de la cornée, et qui, moins irritée sans doute, ne s'est pas encore recouverte de la fausse membrane que je viens d'indiquer ; enfin la base de la tumeur présente un cercle d'un blanc mat, formé par les lames les plus profondes de la cornée, qui déjà ont subi un commencement de ramollissement et ont été légèrement repoussées en avant par l'iris, dans les cas où les bords de l'ulcération sont taillés en biseau aux dépens des lames superficielles.

On juge sans peine de la différence des lésions fonctionnelles qui devront être le résultat de semblables désordres, suivant l'étendue et le siége des ulcérations de la cornée, suivant aussi qu'une partie plus ou moins considérable de l'iris se sera engagée. Une oblitération complète de la pupille peut en résulter, comme aussi elle pourra n'avoir subi qu'un rétrécissement ou une déformation. Je n'ai pas vu le ramollissement, et par suite l'ulcération de toute la cornée ; je n'ai pas eu non plus l'occasion d'observer des ulcérations multiples sur la même cornée, ni le staphylôme à grappes, qui en est la conséquence. Ces cas, dont les auteurs rapportent des exemples, ne paraissent pas très-rares. J'ai décrit la marche et le mécanisme de l'ulcération dans des cas où les symptômes inflammatoires avaient en partie perdu leur intensité, et même à l'état chronique : l'ulcération est alors fréquente ; elle marche plus lentement, et on peut suivre pas à pas le mécanisme de sa formation, ce qui serait rendu impossible dans l'état aigu, par l'extrême rapidité avec laquelle les ulcères surviennent, et par les obstacles nombreux qui s'opposent alors à l'examen de l'œil. Tout ce que j'ai pu saisir dans les cas d'ulcérations survenues pendant l'état aigu m'a porté à croire que leur mode de formation était le même.

Je n'ai rien dit encore des parties profondes de l'œil, parce qu'elles m'ont toujours paru saines : je n'ai qu'une seule fois observé un iritis violent, mais dans un cas qui présentait une complication, et dont la marche n'a pas été celle de l'ophthalmie catarrhale.

Quelque vive que soit l'inflammation, tant qu'elle est locale elle ne provoque pas de réaction générale : ainsi, avec une ophthalmie très-aiguë, l'enfant a la peau fraîche, les chairs fermes, une coloration normale des tissus ; toutes ses fonctions paraissent bien s'exécuter. Le résultat de mes observations se trouve confirmé par la remarque de *Billard*, qui a noté combien est rare la réaction fébrile chez les enfans âgés de moins de trois mois. Je n'oserais cependant pas assurer que la douleur et une suppuration abondante ne finiraient pas par altérer la santé de l'enfant ; les sujets sur lesquels j'ai observé l'ophthalmie m'obligent à ne pas me prononcer sous ce rapport, car presque tous ont été, après quelques jours passés à l'infirmerie, pris d'accidens généraux étrangers à l'affection locale, et qui ont

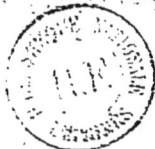

3

complètement changé la scène. Combien de fois n'ai-je pas vu des enfans brillans de santé, quand l'ophthalmie avait seule motivé leur entrée à l'infirmerie, métamorphosés avec une rapidité désespérante, quand ils venaient à être atteints d'une de ces affections gastro-intestinales qui en font succomber un si grand nombre ! Je ne dois m'occuper de ces complications que pour constater l'influence remarquable qu'elles ont à peu près constamment exercée sur l'ophthalmie, dont l'intensité diminuait alors en proportion des désordres que produisait l'autre affection, et même disparaissait complétement quand l'ophthalmie était encore récente, et que les tissus n'avaient pas été relâchés par une inflammation chronique. On peut conclure de là qu'au début un traitement rationnel, et surtout les révulsifs, triompheraient avec facilité de cette affection en apparence si grave. L'expérience confirme cette rassurante induction.

Causes.

S'il fallait une cause spécifique pour expliquer le développement de l'ophthalmie purulente, je crois que dans la grande majorité des cas il serait assez difficile de la découvrir; si au contraire on la considère comme une inflammation simple, mais qui, sur des sujets placés dans des conditions spéciales, pourra produire des désordres aussi graves que ceux que je viens de décrire, il ne sera pas aussi embarrassant de remonter aux causes qui ont pu lui donner naissance. Qu'on se figure, en effet, l'extrême délicatesse et la sensibilité exquise de l'organe de la vue chez l'enfant, on ne s'étonnera pas que tant de causes irritantes qui viennent agir brusquement sur lui, à l'époque de la naissance, y puissent développer une inflammation; on devra être beaucoup plutôt surpris de ce qu'elle n'y est pas plus fréquente, car l'ophthalmie des nouveau-nés est assez rare; la pratique, bien que très-étendue, de MM. *Baron* et *Auvity* ne leur fournit que rarement l'occasion de l'observer. Si les enfans assez heureux pour être nés de mères qui savent se rendre dignes de ce nom, en sont exempts, doit-on trouver surprenant que ceux qui, moins heureux, sont pour celles qui leur ont donné le jour un fardeau dont elles ont hâte de se débarrasser, en soient plus fréquemment atteints? Ces enfans sont souvent, peu d'heures après leur naissance, transportés à de grandes distances, par un temps froid et humide; quelquefois au milieu de la nuit, sans aucune de ces précautions si nécessaires à leur frêle existence, et pour lesquelles la nature avait compté sur le cœur d'une mère. Les causes les plus propres à développer les affections catarrhales ne se trouvent-elles pas réunies, et ne suffisent-elles pas pour expliquer, en partie du moins, la plus grande fréquence de l'ophthalmie que je décris sur les enfans qui n'ont d'autre asile que celui que leur offrent l'humanité et la religion? Cependant, quand on songe que les enfans nés de parens peu aisés ne se trouvent pas, par la négligence forcée de soins bien dirigés, dans des conditions beaucoup plus favorables que les enfans trouvés, sans cependant être aussi souvent qu'eux affectés d'ophthalmie, on sent le besoin de rechercher de nouvelles causes. J'avoue que je n'en ai pas trouvé de bien satisfaisantes ; les soins de propreté dans l'intérieur de l'hôpital ne laissent rien à désirer ; les salles sont grandes, bien aérées; la température y est constamment élevée à un degré convenable.

Il résulte des informations que j'ai prises auprès des personnes qui reçoivent les enfans à leur arrivée, que le nombre de ceux qui entrent avec l'ophthalmie est peu considérable ; elle se développe le plus souvent pendant leur séjour à *la Crèche*: on donne ce nom à une salle immense, dans laquelle les enfans sont déposés à leur entrée, et restent jusqu'à ce qu'on les confie à des nourrices, ou qu'on les transporte à l'infirmerie, si l'état de leur santé l'exige. L'impossibilité de maintenir à une température uniforme une salle d'aussi grandes dimensions explique assez bien pourquoi l'ophthalmie s'y déclare si fréquemment; on conçoit aussi que, dans un grand nombre de cas, le germe de l'affection qui avait été apporté par l'enfant ne fait que s'y développer.

La fréquence et la gravité de l'ophthalmie varient beaucoup à l'hôpital des Enfans-Trouvés; mais ces variations paraissent indépendantes de l'état atmosphérique : ainsi, pendant l'été, dont la température a été si constamment élevée, à plusieurs reprises, l'ophthalmie s'est montrée plus fréquente et plus grave, sans qu'il fût possible d'entrevoir les causes qui amenaient de semblables changemens. M. *Auvity* m'a dit qu'il avait trouvé plus d'opiniâtreté et plus de tendance aux désorganisations pendant les plus beaux jours de l'été que pendant la mauvaise saison précédente; il semble qu'il devrait en être autrement si l'ophthalmie était purement catarrhale. On a invoqué l'existence d'une cause qui, développée dans l'intérieur même de l'hôpital, y rendrait cette affection endémique, et serait fort commode pour expliquer tout ce qui paraît obscur. Je ne doute pas que la réunion d'un grand nombre d'enfans, que la privation des alimens qui leur seraient le plus convenables, que des soins trop partagés pour répondre à ce qu'exigent leurs besoins ne puissent favoriser le développement d'un grand nombre de maladies; mais je ne vois pas trop quelle action ces causes peuvent avoir sur les yeux. D'ailleurs cette cause, dont l'existence me paraît au moins douteuse, devrait exercer son action avec le plus d'intensité dans les infirmeries, où tout se réunit pour la favoriser; et c'est précisément.là que l'ophthalmie se développe le plus rarement.

J'ignore s'il est des causes prédisposantes; ce que je sais, c'est que la santé la plus brillante est bien loin d'être un préservatif. Chez l'enfant aussi jeune, les tempéramens ne se dessinent pas encore; j'ai voulu voir si la prédisposition apparente à un tempérament pouvait exercer une influence; j'ai cru pouvoir reconnaître cette prédisposition à la coloration des cheveux et des yeux : mes recherches sous ce rapport ne m'ont conduit à aucun résultat.

La contagion paraît un fait démontré; cette cause peut servir en partie à expliquer la propagation de l'ophthalmie purulente dans les grandes réunions d'enfans : cependant je n'ai observé aucun cas bien évidemment dû à cette cause. Les personnes qui donnent des soins aux enfans, et qui, sans doute, ne prennent pas pour elles-mêmes toutes les précautions qu'exige la prudence, n'en sont presque jamais atteintes. Ainsi je n'ai sous ce rapport que des faits négatifs qui ne peuvent rien contre les observations authentiques de communication par le contact que les auteurs ont citées.

J'ai mis de côté tous les cas dans lesquels une infection syphilitique avait pu jouer un rôle. L'hôpital des Enfans est le lieu du monde où il serait le plus difficile de résoudre ce que cette importante question présente encore d'embarrassant; on y est complètement dépourvu d'antécédens. J'ai réuni tous les cas qui m'ont présenté une marche et des caractères uniformes; ils ont été assez nombreux pour servir de base à une description.

M. *Sichel* a donné succinctement, dans sa thèse, les caractères de l'ophthalmie blennorrhagique, qui n'est autre que l'ophthalmie catarrhale à son plus haut degré. Au milieu des formes nombreuses qu'elle affecte, on y distingue toujours les caractères fondamentaux : gonflement des paupières, granulation de leur conjonctive, forme de l'injection; sécrétion abondante d'un mucus qui devient bientôt purulent; altérations graves du globe de l'œil. J'ai assez insisté sur tous ces symptômes; je ne pourrais que me répéter si j'entrais dans de plus longs détails. De là se tire la preuve qu'il n'y a pas de différence essentielle entre l'ophthalmie que j'ai décrite et l'ophthalmie catarrhale grave. Quant au diagnostic différentiel des diverses ophthalmies, je ne pourrais que répéter leurs caractères, tels que M. *Sichel* les a réunis dans sa thèse; ce serait allonger inutilement la mienne.

Je n'ai parlé ni de la douleur, ni de la lésion fonctionnelle chez l'enfant : ces deux symptômes y sont assez difficiles à apprécier : l'enfant pleure souvent; ses cris sont l'expression de toutes ses douleurs; il n'en n'indique ni la nature ni le siége. Les enfans que j'ai observés ne m'ont pas paru donner beaucoup plus de signes de douleur quand on les laissait à eux-mêmes que les autres enfans; leur sommeil était bon; j'ai remarqué qu'aucun n'avait de propension à se porter les mains aux yeux; j'en puis conclure que la douleur qui accompagne presque toutes les inflammations n'est pas très-vive dans cette ophthalmie. Quant à la photophobie, l'embarras n'est pas moindre : au fort de l'affection, l'enfant a les yeux fermés, mais mécaniquement; si on écarte les pau-

piéres, il crie et s'agite. Je n'ai pas remarqué que, même à une lu-
mière assez vive, l'œil se renversât convulsivement pour échapper à
son action, comme cela se remarque chez l'adulte, malgré les efforts
de la volonté la plus ferme. D'un autre côté, quand l'enfant peut ouvrir les yeux, parce que la tuméfaction et la contraction des paupières ne s'y opposent plus, il les ouvre plus volontiers à un demi-
jour, sans en paraître désagréablement affecté, ce qui prouve que la
photophobie n'existe qu'à un très-faible degré. Ce caractère est un
point de rapprochement de plus entre l'ophthalmie catarrhale et celle
des nouveau-nés.

L'ophthalmie peut produire les désordres les plus graves sans compromettre la vie : aussi les enfans, assez nombreux, dont j'ai fait l'autopsie avaient succombé à des affections étrangères ; sur le plus grand
nombre même, l'ophthalmie avait presque complètement disparu,
comme je l'ai déjà indiqué, ou il n'en restait plus que des traces ac-
compagnées, chez quelques-uns, des désorganisations que j'ai déjà
en partie décrites, et sur lesquelles il ne me reste presque plus rien à
dire ; car dans les parties superficielles de l'œil, l'anatomie pathologique se fait sur le vivant, avantage immense que présentent seuls les
tissus transparens de cet organe, et qui permet à l'observateur d'as-
sister en quelque sorte à la formation des altérations pathologiques,
d'en suivre pas à pas la marche, et de les voir se résoudre, soit spon-
tanément, soit sous l'influence des agens thérapeutiques ; et comme
le plus grand nombre des tissus de l'économie se trouvent représentés
dans l'œil, l'étude de ses maladies est presque celle de la pathologie
entière.

Voici cependant quelques altérations que l'autopsie a pu seule découvrir : la conjonctive s'est montrée plusieurs fois avec un léger
épaississement ; en même temps elle paraissait un peu plus lâchement
unie à la sclérotique. Le tissu cellulaire des paupières ne m'a
pas présenté de traces de l'infiltration dont il avait été le siége. J'ai assez
insisté déjà sur les altérations de la cornée ; je n'ai pas pu le faire sans
m'aider un peu de ce que m'avait montré l'anatomie pathologique :

ainsi je n'en dirai pas davantage ; je dirai seulement que dans un cas qui m'a semblé remarquable, la cornée, traversée à son centre par un staphylôme, avait plus que doublé d'épaisseur, et qu'elle avait un aspect et une consistance presque cartilagineux. Quant aux lésions des parties profondes, je n'ai point observé de cas où la désorganisation ait été portée assez loin pour les affecter ; elles ne m'ont jamais présenté aucune altération. Je n'ai pu découvrir aucune lésion dans l'appareil sécrétoire, et en particulier dans les glandes de *Meibomius*.

Traitement.

Un diagnostic précis n'est pas utile pour le traitement, seulement dans les cas où il a conduit à la découverte d'un remède spécifique ; les spécifiques sont rares, et l'on peut toujours faire beaucoup pour la thérapeutique d'une affection, en tirant de l'étude de ses causes et de ses symptômes la conséquence qu'elle n'a rien qui l'empêche de céder à un traitement simple. Ce que j'avance s'applique à l'ophthalmie purulente ; car la violence des symptômes, des antécédens sur lesquels il n'est pas toujours possible de s'éclairer, peuvent faire croire à une complication qui, dans la très-grande majorité des cas, n'existe pas, et la conséquence thérapeutique qui découlerait de cette erreur serait funeste, surtout en retardant l'emploi des moyens simples auxquels l'expérience a démontré que cette affection cédait avec facilité le plus souvent.

Dans la période inflammatoire, les antiphlogistiques doivent être employés avec une énergie proportionnée aux forces, ainsi qu'à l'âge du malade et à la violence de l'inflammation. Une émission sanguine est indiquée ; on ne peut la pratiquer qu'au moyen des sangsues ; on en place ordinairement une ou deux chez les enfans de l'âge de ceux que j'ai observés. Cette application ne peut avoir les conséquences funestes qu'a toujours chez l'enfant une perte de sang exagérée ; pour l'éviter, on suspendra l'écoulement dès qu'on aura obtenu la quantité jugée nécessaire ; on y parviendra toujours avec facilité, mais surtout si on a pris la précaution de placer les sangsues dans un point qui repose presque immédiatement sur des parties dures, car alors la compression sera toujours efficace; dans les cas où cette précaution n'aurait pas été prise, les nombreux moyens employés en pareil cas ne manqueront pas leur effet; cependant, si l'écoulement a été très-abondant, et par conséquent très-difficile à suspendre, on ne devra pas reculer devant une légère cautérisation. Le lieu où l'on devra de préférence placer les sangsues sera la tempe, on choisira un point rapproché de l'angle externe de l'œil, l'angle de la mâchoire, les apophyses mastoïdes. En même temps on bassinera fréquemment l'œil avec un liquide émollient auquel on pourra ajouter quelques gouttes de laudanum; on recouvrira cet organe de compresses trempées dans le même liquide. Ce dernier moyen remplacera avantageusement les cataplasmes, dont le poids est toujours incommode, qui, par la chaleur qu'ils entretiennent, ne peuvent que favoriser le relâchement des tissus, qui n'a que trop de tendance à se produire; les lotions fréquentes ne sont pas moins utiles comme moyen de propreté que comme moyen antiphlogistique.

Les révulsifs sur le tube intestinal, quand rien n'en contre-indique l'emploi, sont très-avantageux pendant cette période. M. *Sichel* administre la manne, il en prescrit une once en solution, ou un mélange de plusieurs gros de sirop de chicorée et de rhubarbe; ces purgatifs doivent être administrés par cuillerées à café, jusqu'à ce que l'effet purgatif commence à se produire. M. *Auvity*, qui pendant long-temps avait reculé devant l'emploi de ce moyen, dans la crainte qu'il ne favorisât chez les enfans confiés à ses soins une tendance si souvent funeste aux affections intestinales, l'a employé depuis quelque temps et avec succès pour les maladies de l'œil, sans remarquer qu'il en résultât pour l'intestin de fâcheuses conséquences. Il donne 2 grains de calomel unis à 8 gros de poudre de jalap, que l'on peut mêler à du sucre en poudre et administrer en plusieurs doses.

Les frictions avec l'onguent napolitain sont employées par M. *Auvity* pour combattre la tuméfaction des paupières; elles paraissent joindre à leur action résolutive une action antiphlogistique qui les rend doublement utiles. On devrait avoir la précaution de ne pas faire les frictions sur les paupières mêmes, dans la crainte de favoriser la tendance aux ulcérations, mais sur les parties voisines.

Quand la période inflammatoire a disparu pour faire place à l'état blennorrhagique, on doit avoir recours aux astringens : en tête se présente le nitrate d'argent, que ses propriétés astringentes et légèrement caustiques rendent très-utile dans cette période; mais dont l'action n'a rien de spécifique. M. *Auvity* l'administre en pommade, à la dose d'un ou deux grains par gros d'axonge. M. *Sichel* l'administre en collyre, à la dose d'un, deux, trois ou même quatre grains, suivant l'indication. Les autres astringens sont également utiles; on les administre en collyres, à des doses faibles d'abord, qu'on augmente ensuite, à mesure que la susceptibilité de l'œil diminue. L'eau distillée est le véhicule de ces divers médicamens; on la donne ordinairement à la dose d'une once pour un ou plusieurs grains. Le sublimé a aussi produit d'heureuses modifications dans des cas opiniâtres, mais où on n'avait rien à demander à son action spécifique; il faudrait l'administrer sous la même forme et à très-petites doses. Quand des ulcérations se forment ou existent déjà, le seul moyen d'arrêter leurs progrès et d'en favoriser la cicatrisation est de combattre l'inflammation qui peut rester encore; puis on a recours aux astringens que j'ai indiqués plus haut. Pour remplir cette indication, le nitrate d'argent tient encore le premier rang. M. *Sichel* conseille d'éviter l'emploi de l'acétate de plomb : la cicatrisation qui suit son action n'est pas belle; il semble qu'un dépôt salin y reste incrusté.

Si un peu d'inflammation persiste, et qu'on juge à propos de la combattre, les émolliens en application sur l'œil ne devront être employés qu'avec la plus grande réserve : le relâchement des tissus qui en résulterait ne manquerait pas de prolonger la durée de la maladie. Les révulsifs cutanés trouveraient alors leur indication; je crois cependant qu'ils sont rarement indispensables; ils ne doivent être employés que quand on ne peut s'en dispenser, car ils produisent de la

douleur et une agitation qu'on doit épargner à l'enfant. Un vésica-
toire à la nuque ou derrière une des oreilles est le moyen qui, dans
ce cas, me paraîtrait le plus convenable; c'est celui que M. *Auvity*
met en usage.

Quand une large ulcération de la cornée est imminente, et qu'on
a à redouter un staphylôme de l'iris, un moyen que M. *Sichel* emploie
toujours avec succès pour éviter ou rendre moins grave ce dernier
accident, ce sont les frictions avec une pommade de belladone, qui,
en dilatant fortement la pupille, empêchent l'iris de se porter aussi
facilement à travers l'ouverture de la cornée.

Le traitement dont je viens d'indiquer les bases réussit constamment entre les mains de M. *Sichel*, quand il est employé au début.
Si M. *Auvity*, qui emploie les mêmes moyens aux Enfans-Trouvés,
n'en obtient pas à beaucoup près des avantages aussi marqués, cela
tient aux complications fâcheuses qui viennent si souvent contrarier
la marche du traitement, et deviennent funestes aux enfans avant
d'avoir permis d'en constater les heureux effets.

Une indication qui se présente surtout à l'hôpital des Enfans-Trouvés, c'est celle de redonner des forces à des sujets cachectiques que la
suppuration épuise : une alimentation nourrissante et quelques
moyens excitans peuvent remplir cette indication. M. *Auvity* recom-
mande de promener les enfans dans le vaste enclos attenant à l'hôpital, de les y exposer au soleil : à l'intérieur il donne quelques grains
de sous-carbonate de fer, qui a l'inconvénient de provoquer la diar-
rhée; un régime nourrissant qui ne remplace pas un lait appro-
prié aux besoins de l'enfant : à l'extérieur il emploie les bains sulfu-
reux ou alcalins.

Mais que peuvent ces moyens contre tant de causes de mort sans
cesse agissantes? Il y a dans les soins d'une mère quelque chose que
rien ne remplace : sans doute ces pauvres enfans retrouveraient la vie
dans les bras de celle qui la leur a déjà donnée. Mais pour un remède
semblable que peut le médecin, que ses fonctions rendent tous les
jours témoin des souffrances de ces infortunés, victimes le plus sou-

vent d'un crime dont ils sont innocens? Il n'a que des vœux à former, et probablement ils seront long-temps impuissans.

PROPOSITIONS.

I.

L'analogie est en thérapeutique un puissant moyen de progrès.

II.

Il ne faut pas toujours juger de l'action d'un médicament par ses effets immédiats.

III.

Avec un peu moins de dédain, le médecin pourrait souvent s'enrichir de médicamens dont l'unique défaut est d'être vulgaires, en faveur desquels l'expérience a prononcé, et qui seraient plus utiles encore entre les mains d'un homme éclairé.

IV.

Dans le traitement des maladies chroniques, une grande persévérance peut seule procurer des succès au médecin.

V.

La plupart des opinions fausses en médecine ne le sont que parce qu'elles sont exclusives.

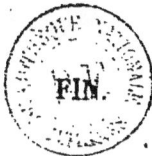

FIN.